CON GRIN SU CONOCIMIENTOS VALEN MAS

- Publicamos su trabajo académico, tesis y tesina

- Su propio eBook y libro - en todos los comercios importantes del mundo

- Cada venta le sale rentable

Ahora suba en www.GRIN.com
y publique gratis

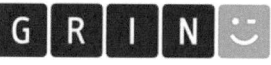

Bibliographic information published by the German National Library:

The German National Library lists this publication in the National Bibliography; detailed bibliographic data are available on the Internet at http://dnb.dnb.de .

This book is copyright material and must not be copied, reproduced, transferred, distributed, leased, licensed or publicly performed or used in any way except as specifically permitted in writing by the publishers, as allowed under the terms and conditions under which it was purchased or as strictly permitted by applicable copyright law. Any unauthorized distribution or use of this text may be a direct infringement of the author s and publisher s rights and those responsible may be liable in law accordingly.

Imprint:

Copyright © 2015 GRIN Verlag, Open Publishing GmbH
Print and binding: Books on Demand GmbH, Norderstedt Germany
ISBN: 978-3-668-02577-6

This book at GRIN:

http://www.grin.com/es/e-book/303615/consideraciones-acerca-de-la-taxonomia-e-identificacion-de-leishmania

Naiví Flores Balmaseda

Consideraciones acerca de la taxonomía e identificación de "Leishmania spp."

GRIN Publishing

GRIN - Your knowledge has value

Since its foundation in 1998, GRIN has specialized in publishing academic texts by students, college teachers and other academics as e-book and printed book. The website www.grin.com is an ideal platform for presenting term papers, final papers, scientific essays, dissertations and specialist books.

Visit us on the internet:

http://www.grin.com/

http://www.facebook.com/grincom

http://www.twitter.com/grin_com

Consideraciones acerca de la taxonomía e identificación de *Leishmania spp.*

Flores Balmaseda, Naiví *

*Profesora Universidad Central de las Villas. Unit of Computer-Aided Molecular "Biosilico" Discovery and Bioinformatic Research (CAMD-BIR Unit). Facultad Química y Farmacia. Dpto. de Farmacia. Santa Clara. Villa Clara. Cuba.

Palabras clave: *Leishmania*, leishmaniasis, taxonomía, clasificación taxonómica, filogenia.

Key words: *Leishmania*, leishmaniasis, taxonomy, taxonomic classification, phylogeny.

Resumen: La incidencia de la leishmaniasis ha ido en aumento desde la década de los 80, habiéndose encontrado alrededor de veinte especies de *Leishmania* implicadas como agentes causales de esta parasitosis humana en el mundo (1). Los criterios empleados en la clasificación de dichas especies han evolucionado desde el empleo de datos eco-biológicos hasta complejos análisis bioquímicos y moleculares. Resulta imprescindible la identificación de las especies de *Leishmania* presentes en las diferentes áreas endémicas para lograr estimar el pronóstico de cada paciente y procurar la elección del tratamiento más adecuado en cada caso, sobre todo en aquellos lugares donde coexiste más de una especie patógena (2).

Abstract: The incidence of leishmaniasis has been increasing since the 80s, having found about twenty species of *Leishmania* involved as causative agents of this human parasitosis in the world(1). The criteria for the classification of these species have evolved from the use of eco-biological data to complex biochemical and molecular analysis. The identification of Leishmania species in different endemic areas is essential to estimate the prognosis of each patient and try to choose the most appropriate treatment in each case, especially in those places where coexists more than one pathogenic specie(2).

Introducción

En las últimas décadas ha habido un incremento en la incidencia de la leishmaniasis, esta parasitosis se encuentra entre las más relevantes enfermedades infecciosas a nivel mundial si se tiene en cuenta el ascendente número de personas en riesgo (más de 350 millones)(3) y la ausencia de tratamientos totalmente efectivos. La infección por protozoos del género *Leishmania* ha sido catalogada por la OMS como una situación emergente e incontrolada(1, 3).

Los signos y síntomas clínicos que presentan los pacientes varían en relación con las especies responsables de la infección, y también con las distintas características de la interacción parásito-hospedador(4). De este modo constituye un aspecto de vital importancia la identificación de las especies de *Leishmania* para individualizar el tratamiento a recibir por cada paciente.

No existen criterios morfológicos que permitan distinguir estas especies ni a la observación microscópica convencional de los tejidos parasitados o de los cultivos, ni mediante el estudio de microscopia electrónica, si bien las diferencias que se observan con el microscopio electrónico de transmisión y barrido sugieren diferencias en lo que ocurre a nivel molecular y bioquímico en el momento de la fijación.

Filogenia y clasificación taxonómica de *Leishmania* spp.

Clasificación taxonómica de *Leishmania*:

A) Phylum: PROTOZOO B) Subphylum: SARCOMASTIGOSPHORA 1) Clase: FLAGELADOS 1.1) Orden: PROTOMONADINA 1.2) Familia: TRYPANOSOMATIDAE 1.3) Género: LEISHMANIA

Leishmania contempla más de 20 especies y se divide en 3 subgéneros, de acuerdo al sitio de desarrollo del parásito en el insecto transmisor: *Leishmania* (*Leishmania*), *Leishmania* (*Viannia*) y *Leishmania* (*Sauroleishmania*), este último de lagartos, de acuerdo a estudios de filogenia molecular. Las especies y subespecies se agrupan dentro de complejos en constante revisión. Asimismo, se reconocen paraleishmanias(5, 6). Todos los miembros del género *Leishmania* son parásitos de mamíferos. Los subgéneros, *Leishmania* y *Viannia*, están separados en base a su localización en el intestino del vector(7).

Inicialmente, la clasificación de las especies se basó en distintos criterios extrínsecos, como características biológicas, geográficas y clínicas; por ejemplo, *L. guyanensis* (aislada en Guayana), *L. peruviana* (aislada en Perú), *L. infantum* (aislada de un niño en Túnez) y *L. gerbilis* (aislada de un gerbo). (7)

Desde los años setenta, se comenzaron a utilizar criterios intrínsecos basados en datos genéticos, bioquímicos e inmunológicos para definir las especies (8). La utilización de estas técnicas moleculares condujo a que la OMS publicara un esquema taxonómico actualizado (figura 1)(9). La aparición de nuevos métodos de detección, aislamiento e identificación genética condujo a un incremento sustancial en el número de especies descritas. Hoy en día se conocen alrededor de 30 especies, siendo más de 20 patogénicas para el hombre.

Generalmente, las especies del parásito presentan diferentes características clínicas y epidemiológicas, en función de los distintos perfiles genéticos y fenotípicos.

Se han centrado debates acerca de la clasificación taxonómica de las especies: *L. panamensis, L. peruviana, L. chagasi, L. infantum, L. archibaldi, L. garnhami, L. pifanoi, L. venezuelensis* y *L. Forattinii* .Diferentes estudios han esclarecido el estatus de algunas de ellas, por ejemplo: *L. chagasi* es aceptado como sinónimo de *L. infantum* y *L. peruviana* ha sido validada como una especie independiente. El resto de especies mencionadas están todavía en discusión(1).

Listado de especies de *Leishmania*:

Leishmania aethiopica, L. amazonensis, L. arabica, L. archibaldi, L. aristedes, L. braziliensis, L. chagasi, L. colombiensis, L. deanei, L. donovani, L. enriettii, L. equatorensis, L. forattinii, L. garnhami, L. gerbili, L. guyanensis, L.herreri, L. hertigi, L. infantum, L. killicki, L. lainsoni, L. major, L. mexicana, L. naiffi, L. panamensis, L. peruviana, L. pifanoi, L. shawi, L. turanica, L. tropica, L. venezuelensis.(1)

Figura 1. Taxonomía de *Leishmania*.

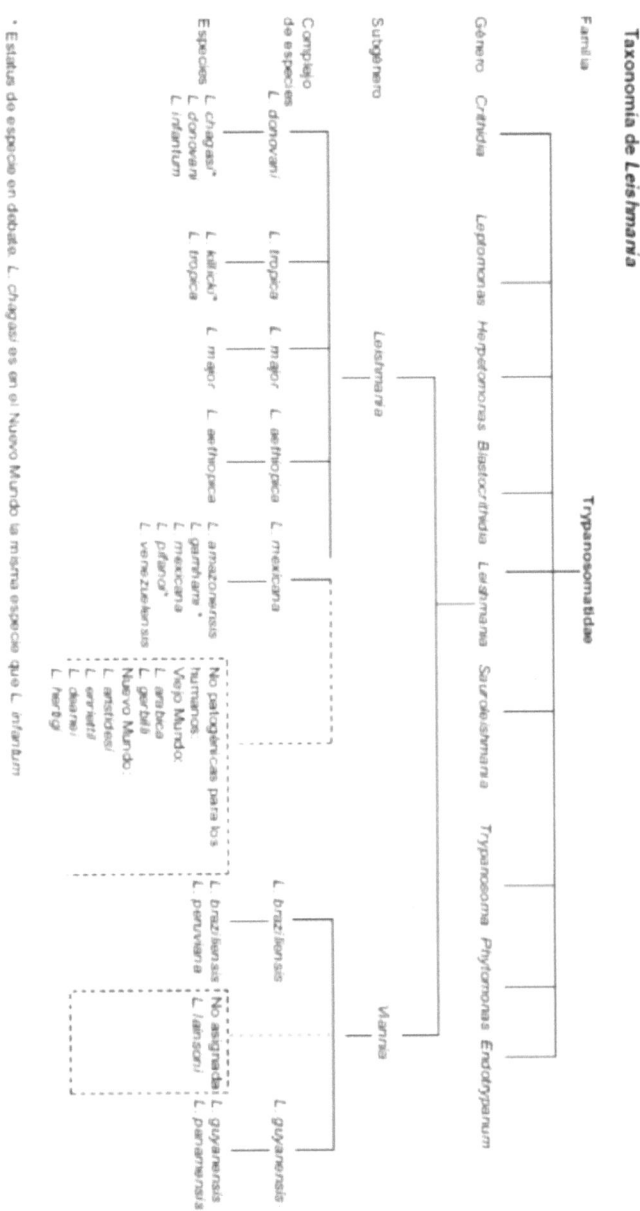

Adaptado de Bañuls AL et al, 2007, [34], basado en el esquema publicado por la OMS en 1990 [33] con adiciones de la literatura).

La clasificación de las especies del género *Leishmania* no puede realizarse atendiendo solamente a sus características morfológicas, sino que deben tenerse en cuenta otros aspectos: a) Biológicos: morfología, tipo de desarrollo en el flebótomo vector, crecimiento en los medios de cultivo, desarrollo en el hospedador vertebrado; b) Bioquímicos: electroforesis de isoenzimas, análisis del ADN del núcleo y del kinetoplasto; c) Inmunológicos: reactividad del parásito ante anticuerpos monoclonales, serotipificación del factor de excreción y taxonomía numérica para definir mejor la evolución molecular y la relación filogenética de los parásitos.(10), (11).

Existe necesidad de la obtención de nuevos métodos capaces de identificar o discriminar entre las diferentes especies de *Leishmania* de manera universal, es decir, aplicables tanto para diferenciar las especies que revisten importancia médica presentes en el Nuevo y el Viejo Mundos. Este paso reviste gran importancia en el diagnóstico, tratamiento y sobre todo en el conocimiento de la presencia de las posibles formas clínicas que se presentarán en los pacientes afectados y la evolución de la enfermedad.

Se han propuesto diversos criterios de identificación, los cuales se pueden dividir en extrínsecos e intrínsecos. Los primeros incluyen distribución geográfica, sintomatología, y comportamiento en vectores o animales de laboratorio, dentro de ellos podemos encontrar:

• El desarrollo de *Leishmania* en el tubo digestivo del vector descrito por Lainson y Shaw **(12)** para diferenciar los subgéneros *Leishmania* (que se desarrolla en el segmento anterior al píloro del tubo digestivo de los vectores y *Viannia (*en píloro y por detrás del mismo).

• El viscerotropismo y dermotropismo de las diferentes especies, relacionados con la aparición de las diversas formas clínicas de la leishmaniasis.

Los criterios intrínsecos abarcan el análisis del fenotipo y el genoma del parásito, entre las técnicas más empleadas encontramos:
• La caracterización de isoenzimas que emplea una clasificación según perfiles enzimáticos, en grupos taxonómicos electroforéticamente homogéneos mediante el

estudio de la movilidad electroforética de estas enzimas en cultivos de promastigotes. Se conforman unidades taxonómicas elementales a partir de todas las cepas que tienen el mismo perfil de isoenzimas, llamados zimodemos (la agrupación de los zimodemos se realiza generalmente a través de técnicas automáticas que conducen las obtención de diagramas tipo árboles como por ejemplo los dendrogramas, que muestran ya sea afinidades simples entre unidades (fenogramas) o sus relaciones filéticas (cladogramas). Las ramas reconocidas como estables son individualizadas como "complejos zimodemos". Ellos llevan el nombre de cualquiera de las especies de taxones previamente definidas o el de una creada especialmente. (13, 14)

• La reacción en cadena de la polimerasa (PCR) y el análisis del polimorfismo en la talla de los fragmentos de ADN amplificados (PCR-RFLP) siendo las dianas empleadas los genes que codifican para la síntesis de glicoproteína (gp63) y la proteína (hsp70), las secuencias de los miniexones y los espaciadores internos de la transcripción del ARN ribosomal.(15)

• Los anticuerpos monoclonales contra antígenos específicos de género o de especie de *Leishmania* permite identificar amastigotes en frotis y biopsias, o promastigotes en cultivos,

• El análisis del ADN del kinetoplasto, la radiorespirometría, las técnicas de ADN recombinante e hibridación in situ son procedimientos que también permiten la identificación de especies de este género.

Recientemente en el Instituto de Medicina Tropical Pedro Kouri de Cuba, se desarrolló un nuevo algoritmo teórico de identificación, herramienta que a través del análisis de la secuencia del gen hsp70 que codifica la proteína de choque térmico citoplasmática HSP70 de *Leishmania* permite estudiar las relaciones filogenéticas así como tipificar el parásito en muestras biológicas y clínicas de distintos tipos y procedencias, lo que pudiera ser una alternativa en centros asistenciales de países endémicos, de referencia o clínicas del viajero(16).

El uso actual de técnicas moleculares, en particular la secuenciación genómica de *Leishmania*, permite completar y precisar las clasificaciones actualmente vigentes.

La aplicación y empleo de todos los criterios de identificación y clasificación de *Leishmania spp*. contribuye sin dudas a obtener diagnósticos más certeros así como a la comprensión y control de las diferentes situaciones epidemiológicas relacionadas con este protozoo parásito.

Referencias.

1. OMS. Nuevo Informe OMS: Informe de la Reunión de Expertos de la OMS sobre el Control de la Leishmaniosi. Ginebra3 Febrero 2011.
2. Schönian G NA, Dinse N, Schweynoch C, Schallig HD, Presber W, et al. . PCR diagnosis and characterization of Leishmania in local and imported clinical samples. Diag Microbiol Infect Dis. 2003;47:349-58.
3. Salud. OPdl. Gestión para la vigilancia entomológica y control de la transmisión de leishmaniasis. .
4. Lambrechts L FS, Koella JC. . Coevolutionary interactions between host and parasite genotypes. . Trends Parasitol. 2006;22:12-6.
5. Schönian G Ml, Cupolillo E. . Is it time to revise the nomenclature of Leishmania? Trends Parasitol 2010;26:466-9.
6. Fraga J MA, De Doncker S, Dujardin J-C, Van der Auwera G. Phylogeny of Leishmania species based on the heat-shock protein 70 gene. Infection, Genetics and Evolution. March 2010;;10(2):238-45.
7. Barral A, D. Pedral-Sampaio, G. Grimaldi, Jr. et al. Leishmaniasis in Bahia, Brazil: evidence that Leishmania amazonensis produces a wide spectrum of clinical disease. . Am J Trop Med Hyg. 1991;44:536-46.
8. Banuls AL DJ, Guerrini F, De Doncker S, Jacquet D, Arevalo J, Noel S, Le Ray D, Tibayrenc M. . Is Leishmania (viannia) peruviana a distinct species?A MLEE/RAPD evolutionary genetics answer. J Eukaryot Microbiol 2000 May-Jun;47(3):197-207.
9. Mauricio IL SJ, Miles MA. The strange case of Leishmania chagasi. . Parasitol Today. 2000 May:188-9.

10. Sánchez-Saldaña LS-A, E.; Pancorbo-Mendoza, J.;Zegarra-Del-Carpio, R.; Garcés-Velasco,N; Regis-Roggero, A. Leishmaniasis. Dermatología Peruana. 2004.

11. Schnian G KK, Mauricio IL. , ;():. Molecular approaches for a better understanding of the epidemiology and population genetics of Leishmania. . Parasitology. 2011 April 138(4):405-25.

12. Lainson R SJ. Evolution, classification and geographical distribution. Press Inc. 1987:12-120.

13. Rioux JA LG, Serres E, Pratlong F, Bastien P, Perieres. . Taxonomy of Leishmania. Use of isoenzymes. Suggestions for a new classification. . Annales de Parasitologie Humaine et Comparee 1990:111-25.

14. García-Almagro D. Leishmaniasis cutánea. Actas Dermosifiliogr. 2005;96(01):1-24.

15. I. B-CMPAP-MRB. Desarrollo de un diagnóstico por PCR que permite diferenciar entre especies del complejo Leishmania (L.) mexicana y Leishmania (V.)braziliensis. Brasilia, Brasil OPS/OMS. Ministerio de Salud de Brasil 2005 23 al 25 de noviembre.

16. I. MFLOPRFNJMÁAMMG. Identificación de especies de Leishmania por la técnica de amplificación al azar del ADN polimórfico Rev Cubana Med Trop Mayo-ago. 2009.

CON GRIN SU CONOCIMIENTOS VALEN MAS

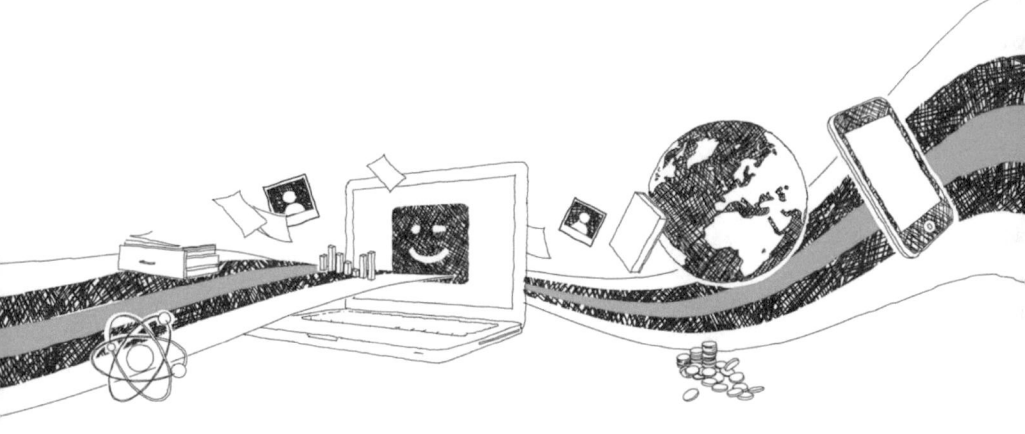

- Publicamos su trabajo académico, tesis y tesina

- Su propio eBook y libro - en todos los comercios importantes del mundo

- Cada venta le sale rentable

Ahora suba en www.GRIN.com
y publique gratis

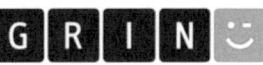